SUR LA DILATATION ARTIFICIELLE DU COL DE LA MATRICE

DANS LA PRATIQUE OBSTÉTRICALE (1)

par M. L. M. BOSSI,

Professeur et Directeur de la Clinique obstétricale de Novare,
Docent de Gynécologie à la Faculté de Gênes.

———

Messieurs,

Permettez-moi tout d'abord de vous exprimer ma plus vive satisfaction et ma sincère reconnaissance pour l'honneur que vous venez de me faire en me permettant de participer à vos précieux travaux et en m'admettant au milieu de vous, si dignes représentants de notre science, en cette ville que l'histoire m'a appris à reconnaître comme la vraie mère de l'obstétrique de tous temps.

La question dont vous avez si justement reconnu la sérieuse importance, a été depuis dix ans l'objet de mes études. Il y a dix ans que j'ai présenté à l'Académie de médecine de Turin mon cathéter réophore destiné à associer les effets du cathéter de Krause à ceux des applications électriques.

La recherche d'une méthode sûre, sans danger, assez rapide, ou mieux, rapide selon l'urgence, dans certains cas très résistants d'accouchement prématuré artificiel, et pour l'accouchement forcé, est une question qui a été toujours considérée comme très grave, ainsi qu'en témoignent les nombreux moyens inventés et essayés dans ce but.

On observe, en clinique, des cas d'accouchement provoqué qui résistent très longtemps aux bougies et où l'on est obligé de recourir à plusieurs moyens avant d'arriver à un résultat. Il faut quelquefois 4, 6, 8, 10 jours (observations publiées par d'autres auteurs) pour amener l'expulsion du fœtus, ce qui n'est pas sans danger pour la mère et l'enfant, surtout dans la pratique privée.

Il y a aussi des cas d'accouchement forcé dans lesquels on ne peut réussir, soit par la méthode manuelle, soit par les autres

(1) Communication faite à la *Société obstétricale de France*, avril 1896.

moyens ; on est alors obligé de recourir aux incisions très profondes du col (Dührrssen) et même à l'opération césarienne, cas où la vie de la mère et celle de l'enfant sont liées à la rapidité de l'intervention. Or, c'est pour ces cas, à mon sens, qu'il faut chercher une *méthode rapide selon l'urgence*, c'est-à-dire plus ou moins rapide à volonté suivant l'urgence de l'indication. Tel est le but que je me suis proposé.

L'instrument que j'ai présenté il y a dix ans à l'Académie de médecine de Turin, était simplement une bougie de caoutchouc dont la partie supérieure avait été enlevée sur une longueur de deux centimètres, et remplacée par une olive métallique adaptée exactement aux parois de la bougie ; cette olive se continuait par un fil métallique qui, introduit dans la bougie, ressortait par l'autre extrémité qu'il dépassait de 5 centimètres environ. Cette extrémité inférieure était fermée par une petite vis en métal.

Cet instrument, auquel j'avais donné le nom de *Cathéter réophore*, était introduit dans la matrice et on le laissait en place, selon la méthode de Krause, comme une simple bougie. Puis, plus ou moins fréquemment, selon l'urgence des cas, on mettait le fil métallique en communication avec un courant électrique de force variable, pendant un temps variable aussi selon les cas, suivant l'urgence, la résistance du sujet, les effets produits, et les conditions du fœtus.

J'avais ainsi associé les effets de la bougie (corps étranger dans la matrice) aux effets de l'excitation électrique.

J'ai employé cette méthode dans trente cas ; mais l'expérience m'a démontré que les effets étaient incertains dans la provocation artificielle de l'accouchement prématuré, et qu'ils étaient nuls dans l'accouchement forcé.

Ce n'était donc pas la *méthode rapide selon l'urgence* que je cherchais ; c'est alors que je décidai de recourir à la dilatation mécanique du col. Dans ce but, différent de celui que se proposait Tarnier, j'ai inventé mon premier dilatateur.

Il y a environ cinq ans que j'ai exposé, au congrès international de Berlin, une méthode de dilatation mécanique du col de la matrice pour l'accouchement forcé et pour la provocation artificielle de l'accouchement par un instrument créé dans ce but. Je rapportai en même temps les cas cliniques dans lesquels je l'avais expérimenté jusqu'alors.

Je dois dès maintenant faire remarquer, comme digne d'attention, ce fait que les plus grandes preuves d'enthousiasme me sont parvenues des médecins praticiens et des médecins sanitaires qui le plus souvent se trouvent seuls, sans assistance, aux prises avec les difficultés, dans des milieux la plupart du temps peu fortunés, obligés de remédier immédiatement aux complications qui se présentent.

Ce fait prouverait la facilité avec laquelle on peut appliquer l'instrument, sans aide. Le but que je me proposais en créant cette méthode n'est donc pas manqué. Ce but a été résumé dans la conclusion de mon dernier mémoire, et il n'est peut-être pas inutile de le rappeler : « On ne peut oublier les grandes et pénibles difficultés que rencontre l'accoucheur dans la pratique privée, dans des mansardes, et l'on ne peut établir de comparaison avec l'obstétrique opératoire pratiquée à l'hôpital, commodément, tranquillement, avec tout le nécessaire voulu. Aussi, en créant des procédés et des méthodes d'intervention, et en suggérant l'emploi de ceux-ci plutôt que de ceux-là, avons-nous surtout pour but qu'ils soient d'une application aussi facile pour le praticien qui se trouve seul, dépourvu des moyens nécessaires et dans des conditions défectueuses, que pour l'accoucheur qui opère à l'hôpital, entouré de tout le personnel et de tout le matériel voulus. Tel est le but qui a particulièrement inspiré cette publication. »

La statistique concernant l'application de ma méthode est allée en augmentant, grâce au concours de mes collègues tant italiens qu'étrangers. Parmi les nombreux cas recueillis, j'ai pu en réunir 112 très précis et dignes d'être notés. Sur ces 112 cas, 62 concernaient des primipares ; chez 47 de ces primipares il n'existait aucune dilatation du col de la matrice, et chez 29 le col avait toute sa longueur normale. Les indications avaient été les suivantes : 38 éclampsies ; 11 fois, placenta prævia central ; 14 fois, placenta prævia marginal ; 17 fois, provocation rapide de l'accouchement ou accouchement forcé pour indications médicales diverses, tuberculose, cardiopathie, etc., 9 sténoses cicatricielles du col, 23 sténoses anatomiques.

Le temps employé dans les cas urgents pour les primipares aussi bien que pour les multipares, a varié de 15 minutes à une heure et demie suivant la gravité des cas. Voici la description de l'instrument et du manuel opératoire auxquels se rapporte cette statistique.

Conformation du dilatateur. — L'instrument se compose :

1° De deux branches identiques et courbes (*a* et *b*) à courbure pelvienne (une des dernières modifications). Ces branches se fixent en bas, sur un point commun (*f*) ; en haut, elles affectent la forme de baïonnettes courbes, présentant à leur face externe des sillons qui sont aussi une récente modification, et destinés à rendre leur surface moins glissante ;

2° D'une troisième branche (*c*) conformée comme les premières, ayant aussi la courbure en baïonnette (*d*) et dont la face externe, destinée à se mettre en contact avec la surface du canal cervical,

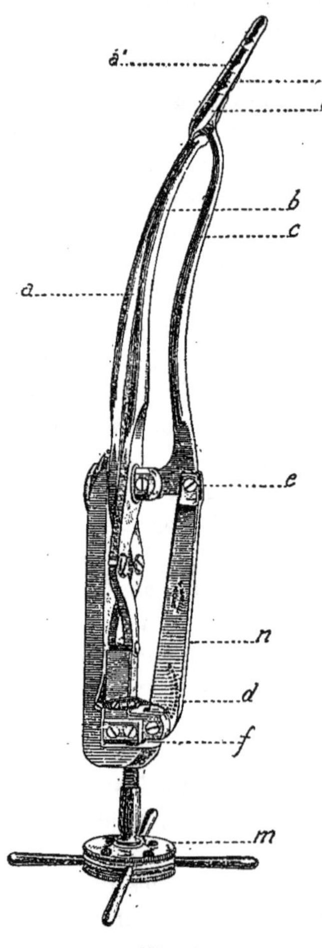

Fig. 4.

présente également des sillons, mais cette branche se fixe en bas sur un pivot supporté par une petite barre (*g*) ;

3° D'un pivot articulé (*f*) construit de telle façon que les branches *a* et *b* se croisent en divergeant. Ce pivot s'appuie sur une barre très forte et immobile qui constitue la partie la plus solide de l'instrument auquel elle sert de point d'appui ;

4° D'une vis (*l*) munie d'une poignée (*m*), qui est reçue dans un écrou pratiqué dans la barre fixe et dont la pointe presse sur un pivot (*p*). Ce pivot est en rapport d'une part avec la barre qui commande les branches *a* et *b*, d'autre part avec la barre *g*, sur laquelle se fixe la troisième branche *c* ;

5° D'une aiguille V, qui indique le degré de la dilatation marqué sur la barre *g*. Cette aiguille est fixée sur la pièce solide *c* ;

6° De trois petits tubes en caoutchouc de la longueur des petites branches à baïonnette, destinés à recouvrir ces petites branches afin de rendre leur surface moins blessante.

7° De trois branches métalliques marquées 1, 2 et 3, représentant chacune un tiers de cylindre. Lorsque la dilatation du col est au moins de 3 centimètres, après avoir enlevé les tubes en caoutchouc, on fixe chacune de ces branches dans le trou correspondant à l'extrémité non courbée, dans les petites barres en forme de baïonnette. Ces petites barres portent aussi les numéros 1, 2, 3, correspondant aux branches métalliques.

La longueur totale des branches *a*, *b*, *c* est de 22 centimètres, dont 4 centimètres, à partir du coude, sont en forme de baïonnette. Cette dernière portion seule doit pénétrer dans la cavité cervicale.

Technique opératoire. — La patiente est placée dans la position obstétricale, les cuisses écartées, soit sur une table *ad hoc*, soit sur un lit résistant.

Pour introduire l'instrument, les branches sont préalablement rapprochées (c'est-à-dire que l'appareil est fermé), les tubes de caoutchouc recouvrent les petites branches en forme de baïonnette. Le dilatateur doit être enduit d'un corps gras antiseptique. On peut se servir des valves de Sims pour ouvrir le vagin ou, plus simplement, faire glisser sur deux doigts les branches de l'instrument que l'on conduit ainsi délicatement jusqu'au col de la matrice. Suivant la gravité plus ou moins grande du cas et l'urgence de l'accouchement, on peut dilater le col plus ou moins rapidement. Naturellement, si on opère doucement, on se rapproche de la dilatation spontanée physiologique et on ne s'expose pas à blesser les tissus. Lorsque l'opération doit être conduite rapidement, on peut laisser la patiente dans la position où on l'avait mise pour l'introduction de l'instrument, c'est-à-dire couchée sur le dos, les cuisses écartées et les jambes soutenues par deux aides ou même les deux pieds reposant sur les genoux de l'opérateur. Mais, si la dilatation peut être amenée lentement, on place la patiente dans son lit en laissant l'instrument entre les cuisses et en protégeant les parties génitales externes par du coton antiseptique.

Pendant que se produisent les premiers centimètres de dilatation, il n'y a pas à craindre de blesser les tissus du col ; plus tard, si l'on redoute des lésions, on pourra retirer l'instrument en tournant la poignée en sens contraire. Une fois retiré, on lui adaptera, sur les extrémités en baïonnette les trois branches métalliques 1, 2, 3, puis on l'introduira de nouveau fermé dans le col. Les extrémités embrassent alors une surface de tissus assez large, et l'on n'a plus à craindre de blesser l'organe, en attendant les contractions.

La dilatation complète peut être obtenue en un quart d'heure au minimum, en une demi-heure ou en une ou plusieurs heures, et l'opérateur peut procéder à l'extraction de l'enfant soit avec les mains, soit avec le forceps. Mais s'il y a urgence absolue, une dilatation suffisante peut être obtenue en un quart d'heure. D'autre part, il n'est pas nécessaire de pousser de parti pris la dilatation jusqu'à 8 ou 9 centimètres ; on doit se régler en cela sur le développement du fœtus et sur le procédé que l'on emploiera pour en pratiquer l'extraction.

Le dilatateur introduit agit comme corps étranger et détermine, ainsi que j'ai pu m'en assurer, des contractions dont la fréquence et l'intensité vont en augmentant peu à peu et rendent moins artificielle la période de dilatation.

Telle est la double action de ce nouvel instrument : action mécanique par la divergence que l'on imprime aux extrémités des branches *a*, *b*, *c*, au moyen de la vis; action dynamique par la permanence de l'instrument dans la cavité du col. Jusqu'à ce qu'on ait obtenu une dilatation suffisante, on peut donc à volonté régler son intervention suivant les indications, et de plus, les branches étant au nombre de trois, on peut obtenir une dilatation uniforme et circulaire comprenant toute la longueur du canal.

En vue de ces considérations, prouvées par des faits, je crois *que cette méthode peut aussi être utile dans les cas de provocation artificielle de l'accouchement prématuré.*

Il me paraît bon de noter que la dilatation artificielle du col de la matrice d'abord manuelle, puis instrumentale, a dû exister dans la pratique obstétricale des temps passés, et que les accoucheurs d'alors ont eu l'idée de dilater le col s'il n'était pas suffisamment dilaté ou, en cas d'urgence, de vider l'utérus. Et je me fais un devoir de faire remarquer qu'un notable et vrai progrès fut imprimé à la méthode de la dilatation mécanique du col par le professeur Tarnier, lorsqu'il a eu l'idée de son dilatateur à trois branches.

J'ai parlé longuement sur ce sujet dans un mémoire précédent intitulé : « Sur la provocation artificielle de l'accouchement et sur l'accouchement forcé. Ce mémoire a été publié dans les *Annali di obstetricia e ginecologia*, décembre 1892.

Avant 1890, année où j'ai créé ma méthode, il n'existait pas un moyen qui répondît absolument aux quatre conditions suivantes, sans en excepter une seule, et qu'il est nécessaire de retenir :

1° Le dilatateur peut être appliqué avec sûreté même dans un col non encore raccourci et fermé, comme il peut arriver chez une primipare.

2° En l'employant, l'accoucheur est certain d'obtenir une dilatation suffisante pour pratiquer l'extraction du fœtus à terme et bien développé.

3° Il donne aussi à l'opérateur la certitude de pouvoir obtenir la dilatation à volonté, dans un temps plus ou moins long, et dans les cas très graves cette dilatation peut même être obtenue en quinze ou vingt minutes. On peut faire varier la longueur du temps selon la gravité des cas.

4° L'instrument provoque des contractions même dans une matrice inerte ; cela, je puis l'affirmer, certain de n'être pas contredit.

Si nous jetons un regard rétrospectif sur les différents moyens préexistants, nous voyons qu'aucun d'eux ne répondait à une des quatre conditions qui viennent d'être énumérées.

Quant à la dilatation manuelle, elle est souvent inutile et sans succès, surtout quand le col est fermé et n'a pas encore subi de raccourcissement, à cause du temps qu'il faut employer.

Les moyens ecboliques tels que : ergot de seigle, sabine, pilocarpine, ipécacuanha, etc. ; les douches vaginales (Kiwisch), l'électricité, les bains chauds, la rupture des membranes (Hopkin et Meissner), l'introduction de sondes (Krause), l'introduction de ballons de Barnes, de colpeurynters, etc.; tous ces moyens sont incertains, non seulement comme résultat, mais aussi au point de vue du temps qu'exige leur emploi. Leur insuccès est prouvé par des cas cliniques nombreux, soit personnels, soit rapportés par différents auteurs.

Quant aux dilatateurs métalliques d'Osiander, de Busch, avec leurs différentes modifications de Hyernaux, de Pajot, de Coïlin, de Sims, de Müller, ils sont tous non seulement incertains, mais presque inutiles pour obtenir une dilatation suffisante, surtout dans un espace de temps relatif aux indications. Ces instruments offrent les inconvénients suivants :

1° Leur dilatation est limitée ;

2° Ils ont une résistance tout à fait insuffisante ;

3° Ils s'ouvrent en angle de telle façon que les branches glissent dans la cavité utérine jusqu'au point de dilatation ;

4° Ils exigent, même pour se dilater de quatre ou cinq centimètres seulement, un tel écart des branches qui se trouvent dans la cavité vaginale, qu'on s'expose presque sûrement à perforer les colonnes du vagin.

Pour se convaincre de ces inconvénients, il suffit d'examiner même superficiellement ces instruments, qu'il faut considérer simplement comme des dilatateurs gynécologiques.

L'écarteur à trois branches de Tarnier est inutile pour un col non encore raccourci et non dilaté de 3 centimètres au moins. De plus, cet instrument est tout à fait incertain au point de vue du temps qu'il faut employer ; en effet, les trois branches sont longues et plates, et la force dilatatrice est fournie par des anneaux en caoutchouc qui enserrent les trois manches. Avec ma méthode, au contraire, je réalise les quatre conditions suivantes :

1° Le dilatateur que j'ai inventé peut être introduit dans le canal cervical après le quatrième mois de grossesse, car à cette époque, quelles que soient les conditions de longueur et de largeur du col, le canal est suffisamment ramolli pour laisser pénétrer les trois branches réunies. Ce fait est démontré par de nombreux exemples.

2° On obtient toujours une dilatation suffisante avec ces trois branches, puisqu'elles peuvent se dilater dans des limites supérieures à 11 centimètres de diamètre, et cela en tenant compte de l'énorme résistance des parois du col de la matrice.

3° L'opérateur peut, à volonté, obtenir une dilatation suffisante pour réussir même en vingt minutes chez une primipare à col long, non raccourci ni dilaté avant l'intervention. Le temps plus ou moins long que nécessite la dilatation doit être réglé selon l'urgence des indications.

4° A peine introduites et dilatées, soit qu'elles agissent comme corps étranger, soit par la pression qu'elles exercent, les branches provoquent toujours des contractions qui deviennent de plus en plus énergiques à mesure que l'on force la dilatation. Ce n'est donc pas à tort que je puis affirmer que la nouvelle intervention que j'exposai en 1890, au moyen de mon dilatateur, constituait *une méthode spéciale*. Elle comblait une lacune qui existait jusqu'alors dans la pratique obstétricale.

Les indications pour l'emploi de cet instrument seront limitées selon le jugement de chaque accoucheur ; mais on ne pourra nier que lorsque tous les autres moyens seront restés sans succès, ma méthode pourra être utile parce qu'elle est certaine comme résultat, et si on l'emploie à temps, on peut éviter une catastrophe pour la mère et pour l'enfant.

Afin de me faire comprendre plus clairement, je vais résumer ce que je viens d'exposer, dans les propositions suivantes.

Conclusions.

1° Avant 1890, époque à laquelle j'ai communiqué ma méthode au Congrès international de Berlin, la dilatation mécanique du col de la matrice, quoique sérieusement discutée, ne pouvait être expérimentée efficacement dans le champ clinique, car *il manquait*, comme je viens de le démontrer, *un moyen* qui répondît parfaitement et sûrement aux quatre conditions suivantes :

a) Pouvoir être appliqué avec un succès certain, même dans un col non raccourci et fermé comme cela peut se rencontrer chez une primipare.

b) Donner à l'accoucheur l'assurance de pouvoir obtenir une dilatation suffisante pour pratiquer l'extraction du fœtus même à terme et bien développé.

c) Donner aussi à l'opérateur la certitude de pouvoir obtenir à volonté une dilatation suffisante, en un laps de temps plus ou moins court, selon la gravité des indications. Dans les cas très graves, la dilatation complète peut être obtenue en l'espace de quinze à vingt minutes.

d) Enfin, provoquer des contractions, même dans un utérus tout à fait inerte.

2° Tels sont les *desiderata* auxquels je crois avoir répondu en inventant ma méthode et cet instrument, et depuis cinq ans, j'ai pu réunir, dans ma pratique personnelle et dans celle de mes collègues, une statistique de cent douze cas dans lesquels aucune mère n'a succombé par l'opération; six fœtus seulement sont morts pendant l'intervention.

En conséquence, je me crois autorisé à dire que, même en limitant les indications selon le jugement de chaque accoucheur, l'utilité de la dilatation mécanique est absolument prouvée, puisqu'elle répond non seulement aux conditions susénumérées, mais aussi parce qu'elle est très utile dans la pratique privée.

Son introduction dans la pratique obstétricale est nécessaire, car elle remplit une lacune qui existait dans le manuel opératoire obstétrical.

3° Quoique les différentes méthodes déjà créées pour provoquer l'accouchement prématuré puissent être *a priori* considérées comme préférables à la mienne, parce que certaines sont moins violentes, elles pourront cependant être utilement et avantageusement remplacées par la dilatation mécanique, lorsqu'on se trouvera en présence d'un cas dans lequel l'utérus présente une résistance spéciale aux moyens ordinaires employés pendant plusieurs jours de suite, sans succès.

Provoquer artificiellement l'accouchement et pratiquer l'accouchement forcé en un laps de temps plus ou moins long, selon l'urgence de l'indication, a été, permettez-moi, Messieurs, de le répéter, le but de mes études et de mes expériences cliniques qui jusqu'à présent m'ont satisfait.

En évitant surtout d'en abuser, avoir à sa disposition un moyen de provoquer l'accouchement ou de faire l'accouchement forcé plus ou moins rapidement selon la gravité du cas clinique, cela permettra, particulièrement dans la pratique privée, de sauver bien des mères et des enfants exposés à de graves dangers.

Je souhaite, Messieurs, que cela ne soit qu'une initiative et que de nouveaux moyens plus parfaits soient inventés pour arriver au but que je me suis proposé. La route est tracée, le but déterminé. Seule manque une sanction plus grande que l'expérience clinique nous donnera, je l'espère, surtout par votre précieuse intervention.

PARIS. — IMPRIMERIE F. LEVÉ, RUE CASSETTE, 17.

www.ingramcontent.com/pod-product-compliance
Lightning Source LLC
LaVergne TN
LVHW052331060726
842524LV00018B/2923